Emma S

Déjame que lo haga solo

Guía para la formación de hábitos en niños pequeños

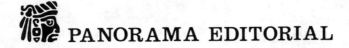

PANORAMA EDITORIAL

"Si consideramos a los hombres como
son los haremos más malos, si los tra-
tamos como si fueran lo que deberían
ser los conduciremos a donde deben ser
conducidos."

GOETHE

Primera edición: 1992
Tercera reimpresión: 1995

© Panorama Editorial, S.A. de C.V.
   Manuel Ma. Contreras 45B, Col. San Rafael
   06470 - México, D.F.

Printed in Mexico
Impreso en México
ISBN 968-38-0264-8

Introducción

En el mundo de hoy en día todos vivimos de prisa, los cambios que suceden de una manera acelerada nos enfrentan a demasiados problemas que a fin de cuentas reflejamos en nuestra familia, especialmente en nuestros hijos.

Una de las principales situaciones con que los padres nos encontramos actualmente es la falta del tiempo necesario para formar en nuestros hijos la independencia y el auto-desarrollo. Exigimos su cooperación en las tareas cotidianas y simultáneamente les damos las cosas hechas, porque esperar a que las hagan por sí mismos implica el que nosotros perdamos horas o minutos demasiado valiosos de nuestro día.

Hablar del papel de los padres, de todo lo que pueden hacer por sus hijos desde muy pequeños puede parecer sencillo, sin embargo llevarlo a la práctica no lo es, pero ¿Qué hay en la vida que valga la pena, que no cueste trabajo?

Por eso el mejor regalo que podemos dar a nuestros hijos es enseñarlos a valerse por sí mismos, a hacer las cosas solos, a ser cada día más independientes; la vida cotidiana nos brinda esta oportunidad todos los días, a través de la formación de hábitos, es decir, favoreciendo que el niño realice una serie de acciones repetidas tales como vestirse, lavarse las manos, lavarse los dientes, recoger su cuarto, etc. por sí mismo.

Déjame que lo haga solo, es un método que basado en la Ley del Reforzamiento favorece la formación de hábitos e incluso la modificación de conductas. El principal objetivo es dar al niño la oportunidad de ser independiente de una manera divertida, agradable y con una doble recompensa: la satisfacción personal que obtiene al saber que lo puede hacer solo, así como el obtener una gratificación por el esfuerzo realizado.

Los principios que maneja el método son los siguientes:

1. Respecto a la individualidad del niño; tomar en cuenta su manera de ser, sus gustos, edad, y en general sus características personales.

2. El motor fundamental es el esfuerzo y la constancia de padres e hijos; es muy importante que papá y mamá den a sus hijos la oportunidad de "Esforzarse por hacer las cosas solos", no se arrepentirán, hace falta formar el hábito del esfuerzo para formar la voluntad. La vida está hecha para obtener logros, si a la edad en que se adquieren los hábitos (2 a 5 años) el niño ante el trabajo que le cuesta adquirirlos muestra el deseo de luchar por ello en lugar de escapar, enriquece sus reservas con energías que le ayudarán más tarde a dominar las dificultades que se le presenten a lo largo de toda su existencia.

Las grandes victorias no se improvisan, son fruto de una multitud de pequeños logros, obtenidos en los diversos detalles de la vida cotidiana.

Se han detenido ustedes a pensar ¿Qué tan fácil o difícil resulta para un niño aprender a valerse por sí mismo aunque sea en cosas muy sencillas?

¿Cuál es la edad idónea para ir formando los hábitos más indispensables?

¿Cómo debemos motivar a cada niño según su edad y características personales?

Estas cuestiones y otros más son el objeto de este libro; por eso está dedicado a los padres quienes de una manera consciente o inconsciente van favoreciendo en mayor o menor grado la formación de hábitos en los pequeños y en última instancia la formación de su voluntad.

Demos a nuestros hijos la oportunidad de "Esforzarse por hacerlo solos" no nos arrepentiremos, nos amarán y respetarán más porque se sabrán más amados y respetados.

Nociones preliminares

El primer poder educativo, que se ejerce sobre el niño pequeño es el de las personas que lo rodean y éstas normalmente se encuentran en la familia.

Antiguamente, cuando se hablaba de educación dentro de la familia, se hacía mucho hincapié en aquellas acciones que realizaban los padres para que el niño las imitara y ejecutara. Por ejemplo, se analizaba mucho la forma en que el padre tenía que aleccionar al hijo para que este último cogiera con propiedad los cubiertos en la mesa o para que llegara convenientemente aseado a saludarlo.

Es cierto que debe haber satisfacción en los padres por ejercer su influjo sobre el niño, sin embargo, es más importante analizar si el niño está asimilando con gusto la acción educativa.

Estudios especializados han demostrado que la influencia del padre y de la madre sobre el niño debe disminuir a medida que éste crece, es decir, que lo mejor es que ambos se vayan retirando discretamente conforme el pequeño vaya pudiendo hacer las cosas por sí mismo.

La educación familiar va cumpliendo su misión en cuanto que capacita al hijo para que sea AUTOSUFICIENTE, desde sus primeras etapas de la vida. Si un niño puede ya caminar solo, debemos dejar que lo haga, si se puede vestir solo, debemos dejarlo y así con cualquiera de las conductas de la vida diaria que son indispensables.

Es importante considerar que el ambiente de la vida moderna obliga al infante a valerse desde épocas más tempranas que anteriormente. María Montessori cuenta con mucha sinceridad lo que pedía un niño a quién ella procuraba enseñar a abrocharse los zapatos: "el niño en cuestión con un grito salido de lo más profundo de su ser, dirigiéndose a ella le dijo: **Déjame que lo haga solo.**

Pero para que realmente el pequeño sea autosuficiente es necesario que se abra, es decir que LIBREMENTE ACEPTE la orientación que se le dá, la verdad que se le sugiere o el castigo que se le impone.

Pueden un padre o una madre agotar el repertorio de sus recomendaciones, de sus consejos, de sus mandatos, de sus amenazas y no tener el menor éxito; porque el educando se reviste de una coraza y ante ella se estrellan las acciones que sus padres le lanzan desde fuera. Sólamente cuando él libremente se quita esa coraza las acciones penetran en su interior.

¿Pero cuál es la palabra mágica que MOTIVA al niño a aceptar la educación que sus padres le ofrecen? . . .

Desde luego no es una palabra única para todos. Muchas veces lo que a unos los mueve y conmueve deja a otros impávidos. Es aquí en donde empieza el verdadero arte que supone educar, pues se necesita, para encontrar lo que a cada quién mueve, que se cumplan los siguientes requisitos:

1. CONOCER A LOS HIJOS: es decir, saber como va a reaccionar según su edad, cualidades, defectos e intereses.

2. COMUNICARNOS CON ELLOS: mantener una estrecha comunicación, indispensable para el verdadero conocimiento, permitirle expresar sus sentimientos y emociones en relación a las personas y al medio que le rodea, brindándole un ambiente de afecto y respeto para que pueda expresarse con espontaneidad y confianza.

3. La palabra mágica debe ser pronunciada con AMOR, indispensable para que el niño se quite la coraza y reaccione a la educación.

4. La palabra debe pronunciarse en el MOMENTO OPORTUNO y con SEGURIDAD para que se decida a desarrollar DE DENTRO HACIA AFUERA todas sus capacidades.

La labor de los padres es MOTIVAR es decir, MOVER la voluntad a que el niño quiera, no imponer, pues de esta manera de destruye la libertad del educando.

Es de dentro hacia afuera precisamente porque cada niño tiene capacidades únicas que se necesitan desarrollar y que lo hacen único y diferente a todos los demás. Es decir, que no hay molde especial para educar; es necesario encontrar por lo tanto con paciencia, el camino adecuado para que cada niño tenga *vivencias gratas* que lo lleven a ser AUTOSUFICIENTE.

Un barniz de educación familiar

Puede definirse la familia como "aquella comunidad natural en la que conviven padres e hijos y donde se presentan la PRIMERA Y MAS DURADERA INFLUENCIA EDUCATIVA". Normalmente el núcleo familiar básico se compone de padres e hijos (aunque en ocasiones hay que considerar también a los abuelos, tíos y demás parientes).

Las relaciones familiares marcan al niño de forma definitiva pues siente que la manera de actuar suya y de su familia lo distinguen de los demás.

Es importante que entre papá y mamá exista estabilidad y un criterio semejante sobre aspectos importantes de la vida, ya que ésto facilitará el éxito en la educación de los hijos.

Queremos recordar seis consejos prácticos para hacer más eficaz la labor educativa de los padres.

1. MUTUO APOYO ENTRE PAPA Y MAMA: si papá manda una cosa y mamá otra que es contraria, los niños se descontrolarán y tomarán partido, es decir, se dividirá la familia y se ocasionarán conflictos posteriores mucho más serios, porque los hijos sabrán cómo manipular éstas situaciones.

2. ENTENDER LAS CARACTERISTICAS DE LOS NIÑOS: los adultos tendemos a exigir a los pequeños actitudes de adultos, sin considerar que el niño siempre actuará como niño, esto es, pedirá mucho y no dará gran cosa, convivirá a base de pequeños pleitos que pronto olvidará para volver a disfrutar de sus juegos con los demás infantes.

Si recordamos nuestra niñez, comprenderemos mejor a nuestros hijos.

3. QUERER A LOS NIÑOS: y querer significa procurar el verdadero bien, sin consentir aquello que no les conviene; aunque sea más difícil sostenerse que ceder.

   Es necesario que los padres les manifiesten su amor con caricias y palabras dulces, pues si en los primeros años de vida los niños no sienten el amor de sus padres, en la adolescencia podrán manifestar agresividad o depresión consigo y hacia su comunidad.

4. SABER CORREGIR: los niños se guían principalmente por impulsos y éstos los hace cometer errores a propósito, por ejemplo irse a golpes contra los hermanos, cuando toman algo que les pertenece o cuando no quieren prestarles algún juguete. Estas conductas necesitan ser corregidas a TIEMPO y de FORMA ADECUADA. Es importante que el niño sepa reconocer sus errores pues de este modo se evitarán conductas similares en un futuro. Si los padres golpean a los hijos (mucho o brutalmente) sin explicarles el motivo, las conductas inadecuadas, éstas volverán a aparecer pues el niño no comprenderá que es lo que estuvo mal y además sufrirá un descontrol al actuar, pues no sabrá si lo que hace está bien o mal.

5. MERECER LA CONFIANZA DE LOS HIJOS: lo ideal para la educación es que los hijos consideren a sus padres como la autoridad del hogar, pero también que lo tengan como sus amigos. Es importante ofrecer al niño un ambiente de seguridad afectiva, apoyándolo en sus dificultades, respondiendo a sus requerimientos de juegos y contacto corporal, escuchando con atención lo que les dicen, conversando con ellos en forma individual, prestando atención a sus preferencias, rechazos, inclinaciones, intereses, necesidades, etc., brindándoles en fin un ambiente de libertad y espontaneidad, con límites adecuados a su edad y a las diversas situaciones que se presenten, permitiéndoles que se manejen y se expresen con seguridad.

6. DAR BUEN EJEMPLO: "las palabras mueven pero los ejemplos arrastran". Los niños hacen lo que ven y así van aprendiendo lo que los padres hacen. Por eso la corrección que pueden hacer los papás que actúan de forma inadecuada es vana ya que el hijo seguirá el camino de sus padres. Si a un pequeño se le amonesta por decir groserías y oye que sus padres las dicen, él las seguirá diciendo.

Hay un sin número de indicaciones que podríamos recordar y que de buena manera facilitan las relaciones entre padres e hijos; sin embargo, se trata de aclarar puntos esenciales para tenerlos presentes en la vida diaria que sirvan de guía para actuar en momentos precisos.

Podríamos pues concluir que la escencia familiar se encuentra en MOTIVAR AL NIÑO CON CONSTANCIA Y CON AMOR.

El papel de mamá.

No es raro que las madres más que los padres, se sientan abrumadas por el peso de su responsabilidad maternal. De cada uno de sus hijos es ella, la principal protectora de su salud, de su educación, de su personalidad, de su carácter, de su estabilidad emocional, etc.... Tiene que actuar a veces, como Médico, Enfermera, Psicóloga, Maestra, Cocinera y hasta como Policía. Puesto que está con los niños más horas que el papá, es la principal ejecutora de las normas de disciplina.

Así pues ser buena madre es una de las tareas más complejas en la vida, pero ¿Qué actividad puede ser más importante, si no la de guiar vidas humanas?

La convivencia entre madre e hijo cuando éste es muy pequeño, forma la raíz de las actividades de valor y seguridad ante la vida. A un hijo no se le enseña a amar si no recibe amor de su madre, la sonrisa de su madre enseña al hijo a sonreir, la alegría de su madre le enseña a estar alegre.

El doctor René Spitz examinó dos grupos de niños. De 122 niños atendidos por sus madres no murió ninguno hasta la edad de 3 años. En cambio de 88 niños acogidos en un orfanatorio, en el que recibían cuidados pero no afecto materno, murieron 23 niños y no había ninguno que no hubiese sufrido por lo menos una enfermedad grave.

Podemos afirmar pues, que la relación Madre-Hijo es UNICA POR SU INTENSIDAD. La madre es todo para su hijo y ella siente que su hijo es casi parte de sí misma.

Sin embargo, la absoluta dependencia del niño con la madre tiene que ir disminuyendo a medida que su hijo crece. La relación casi única que existía en el primer año de vida, tiene que irse complementando con otras relaciones personales.

Si la mamá comete el error de considerar a su pequeño como algo de su posesión, inconscientemente no admite el progreso que éste pueda tener y lo limita en su desarrollo, esta actitud puede variar de matíz y llegar a extremos que francamente anulan la personalidad del educando. Por eso hay que tener la suficiente sensibilidad para captar que van siendo capaces de hacer por sí mismos los pequeños.

¿Qué debemos saber sobre el niño?

Antiguamente el niño se consideraba como un adulto en miniatura, apenas existía en cuanto niño; actualmente, se conocen ya las diferencias entre los infantes y los adultos, y tomarlas en cuenta es de primordial importancia para facilitar a los padres la difícil tarea de educar a sus hijos.

— Desde el punto de vista físico sobresalen las siguientes consideraciones:

1. Las proporciones de su cuerpo no son iguales: el niño tiene la cabeza mucho más voluminosa en relación a las demás partes de su cuerpo, que el adulto.

2. Su cuerpo es más frágil: sus huesos todavía son suceptibles de deformación, le falta fortaleza muscular, la pared del corazón es débil al igual que su sistema nervioso.

3. Su digestión, ritmo cardiaco y cauterización son más rápidas.

— En cuanto a sus características psicológicas podríamos decir que las principales son:

1. ES DEPENDIENTE: mientras más pequeño es el niño más dependiente es, principalmente de su madre. Se halla confiado y tranquilo porque encuentra en el hogar protección contra un mundo desconocido que se le manifiesta como posible causa de sufrimiento.

2. SU MEMORIA, IMAGINACION E IMPULSOS SE MEZCLAN Y SE CONFUNDEN: por medio de un lento proceso, se supera la confusión y se avanza en

13

un órden cada vez más definido. El adulto inconscientemente contribuye a servir de modelo al niño para este progreso.

3. POSEE UNA IMAGINACION EXHUBERANTE: el pequeño tiende a recurrir a un mundo ideal donde no hay contradicciones, él maneja este mundo y si nadie le puede rebatir que un trozo de madera arrastrado por un hilo sea un tren que un chorro de agua sea el mar, etc.

Para él es una seria dificultad entre lo real y lo imaginario.

4. EJECUTA UNA ACTIVIDAD CREADORA: actúa sin preocupaciones se enfrasca en sus juegos y se olvida del resto del mundo, de esta manera inventa sus juegos y esta actividad le da iniciativa para trabajar en la edad adulta.

5. TIENDE A IMITAR: ya hemos hablado de esta característica y podemos considerarla como una oportunidad para que los padres le vayan transfiriendo líneas sanas y seguras, de esta manera se van formando las actividades y los hábitos.

6. EXTREMADA SENSIBILIDAD: durante la primera infancia el pequeño casi no razona solo siente. Sus emociones y sentimientos los expresa riendo, llorando, estándo triste, contento, etc.

7. TENDENCIA A LA TERQUEDAD: en el 2o. y 3er. años de vida, el niño descubre que puede tomar decisiones, así quiere expresar su voluntad pero de forma anárquica; se lanza al capricho, a la terquedad o al berrinche.

Es indispensable pues una fuerza afectiva para que por cariño hacia aquella persona el educando siga las orientaciones que se le proponen y suspenda su terquedad.

Sin embargo, el pequeño comparte con el adulto que se mueve por su interés, es decir, que actúa cotidianamente motivado por necesidades fisiológicas, afectivas o intelectuales que van siendo la base para la formación de sus hábitos y de su voluntad.

¿Qué es un hábito?

La educación es un conjunto de buenos hábitos, es decir de aquellos actos que repetimos diariamente de una forma automática. Es importante recalcar que la formación de hábitos supone la realización de un esfuerzo contínuo.

Existen hábitos:

- INTELECTUALES: como sería leer con frecuencia.
- SOCIALES: como sería saludar a las personas cundo se llega a algún lugar.
- PERSONALES: como son la higiene, el vestido y la alimentación.

Nos vamos a referir aquí a la capacidad que va desarrollando el niño de acuerdo a su edad para ir adquiriendo hábitos de tipo personal.

A la edad de 2 años el niño empieza a capacitarse para repetir ciertas acciones que le van siendo necesarias para vivir en comunidad y que además las ven realizadas por las personas que lo rodean. Cuando el pequeño no tiene experiencia en realizar estas acciones, debe hacerlas paso a paso y bajo la vigilancia del adulto para que compreda la secuencia de lo que tiene que hacer y lo ejecute adecuadamente.

Por ejemplo:

Si queremos enseñar a nuestro hijo a lavarse los dientos, primero tiene que observar como lo hacemos nosotros, después tenemos que enseñarle en "Cámara Lenta", los pasos que debe seguir, es decir, explicarle como tomar el cepillo con la mano para ponerle la pasta, después abrir la boca y tallar los dientes... etc.

Al principio será torpe al realizar la actividad, pero debemos dejarlo y animarlo a seguir para que logre ser hábil.

Si los padres motivan a los niños a hacer las cosas y no les explican el porqué, al final se tendrán niños muy bien adiestrados, pero sus acciones carecerán de significado. En la medida en que ellos comprendan la utilidad de la acción se verán motivados a ejecutarla.

Imponer la realización de un hábito amenazando con golpes o castigos lleva a dificultar para siempre dicha acción, a procurar evadirla y por lo tanto, a la NO formación del hábito. Los sentimientos agradables despiertan interés, dan energías y facilitan la acción. En cambio los sentimientos desagradables frenan la actividad y tienden a disminuir las energías.

Cuando los padres vigilan la ejecución de los hábitos personales de sus hijos, generalmente tienden a:

- IMPONERSE,

- O A HACERLES LAS COSAS, porque el niño es lento o no quiere hacerlo.

- O AL FINAL, A SER INDIFERENTES, "porque no se puede, siempre terminamos peleando."

Es importante encontrar un método que facilite el camino tanto a padres como a hijos para no caer en ninguna de las actitudes mencionadas y que siempre resultan perjudiciales para ambos.

Es necesario hallar la manera de que el niño quiera ejecutar la acción; este querer implica que comprenda los beneficios de ejecutarla y que la dificultad que implica su ejecución, no impida que la realice en ocasiones repetidas.

Se preguntarán ¿Cómo es posible lograrlo? Es necesario saber primeramente qué puede hacer un niño a determinada edad (según la evolución que va teniendo, para no exigirle algo que por falta de madurez no pueda hacer), luego usar un método SERENO, RACIONAL Y CONSTANTE para motivar al niño a hacer aquello que sí puede hacer.

¿Qué puede hacer un niño de acuerdo a su edad?

A continuación vamos a presentar un panorama general de las capacidades que tienen los niños de acuerdo a su edad, y de los hábitos que puede iniciarse y desarrollarse.

Desde luego las capacidades de cada niño varían según su nivel de madurez y por lo tanto, no se deben tomar al pie de la letra sino únicamente como una guía para saber si el pequeño necesita que le pongamos especial interés en estimularlo para que realice determinada actividad, siempre y cuando no se exagere y el niño perciba que "Algo Tramamos" y se nos rebele.

Analizaremos al niño de los 2 hasta los 6 años de edad.

De los 2 a los 3 años.

Desarrollo:

- Aprende a saltar, trepar, brincar.

- Acomoda los cubos en puentes.

- Desarrolla el lenguaje: emplea el Yo, comienza a preguntar, comprende la mayoría de las palabras y frases que se le dicen.

- Comienza a participar en juegos con otros niños.

- Empieza a comprender que hay otro mundo además del de su familia.

Juguetes adecuados:

- Pelotas, muñecos, agua, arena, papel, lápices y gises.

Estímulos que favorecen su desarrollo:

- Aumentar su capacidad de observación mediante imágenes de libros y revistas.

- Ayudarle a reconocer y llamar por su nombre los objetos de uso diario.

- Enseñarle a identificar las partes de su cuerpo.

- Enseñarle a comparar tamaños (grande - chico, largo - corto) y a diferenciar posiciones (parado - sentado, acostado - inclinado etc.)

Iniciación de hábitos
2 a 3 años.

Practicar algunos hábitos alimenticios:

- Con ayuda del adulto se lava las manos antes y después de comer.

- Comer siempre a la misma hora.

- Comer con la cuchara.

- Beber en la taza o vaso.

- Masticar los alimentos.

- Se limpia la boca con la servilleta.

- Dar las gracias después de comer.

- No permitir que juegue con la comida.

- Las golosinas deben tomarse ocasionalmente y no como parte de las comidas, evitar golosinas con pintura química pues causan hiperactividad.

- Ofrecerle una alimentación equilibrada que contega proteínas, grasas, carbohidratos, vitaminas y minerales.

- Servirle variedad de alimentos nutritivos no muy condimentados en cada comida.

- Servirle las sopas de crema espesas, para que no se le escurran de la cuchara.

- Cortar las verduras y frutas en trocitos para que el niño las pueda coger con facilidad.

- Acompañar con palabras todas las acciones vinculadas con la comida.

- Darle agua de frutas naturales y tratar de evitar los refrescos.

- Es importante que el niño coma con el resto de la familia (si puede ajustarse al horario). No forzar al niño, los padres deben decidir "que y cuando" y el niño "cuanto"

La madre ya tiene conocimientos aproximados de cuanto va a comer, debe servirle únicamente la cantidad necesaria. Darle más de lo que quiere lo tentará a jugar con la comida. "No le dé de comer entre horas".

Practicar hábitos de higiene y orden:

- Bañarlo siempre a la misma hora con agua tibia y pañito enjabonado permitirle refregarse y enjuagarse por sí sólo.

- Se lava la cara, manos, brazos y piernas con ayuda del adulto, ir nombrando las partes del cuerpo y su función.

- Cortarle con regularidad las uñas de las manos y los pies.

- Cepillar y peinar su cabello, permitir que lo haga por sí sólo.

- Cepillar sus dientes con un cepillo suave y pequeño, permítale hacerlo por sí solo, 3 veces al día de preferencia.

- Enseñarlo a lavarse solo.

- Colocar los soportes y ganchos a poca altura, enseñarle a sacar y colgar sus prendas de vestir.

- Guardar los juguetes en un sitio, el primer paso consiste en que la madre sea ordenada. Ya que el aprendizaje a esta edad se dá por imitación. Deberá contarse con un lugar adecuado para las posesiones del niño y ser metódica en volverlas allí después de que han sido utilizadas, "dé un buen ejemplo". Enséñele dónde poner cada objeto e invente un juego de "guarda" llame su atención a lo que está haciendo.

- Ayuda a limpair algunas cosas.

- Usar ropa adecuada al clima y en óptimas condiciones de higiene.

Brindarle al niño un ambiente limpio, ventilado, con adecuada iluminación y seguridad, (donde pueda tocar todo lo que quiera) bajo la vigilancia del adulto.

Lavar los juguetes por lo menos una vez por semana.

HOJA DE EVALUACION
DEJAME QUE LO HAGA SOLO
reforzador de hábitos

Nombre   **Recompensa**

	Lunes	Martes	Miercoles	Jueves	Viernes	Sabado	Domingo

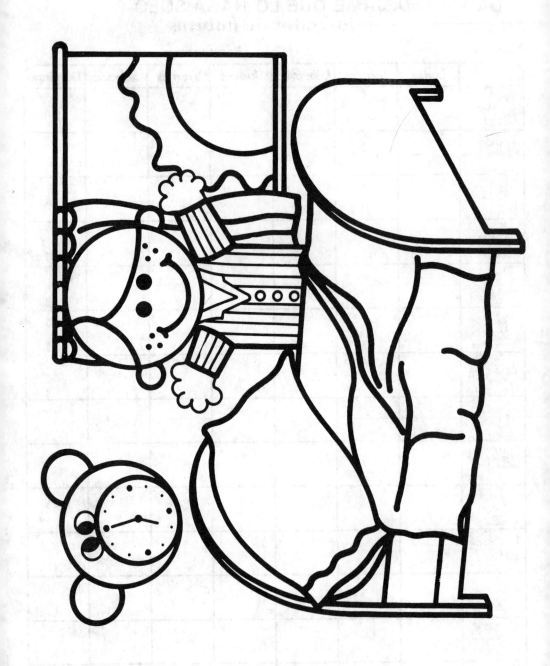

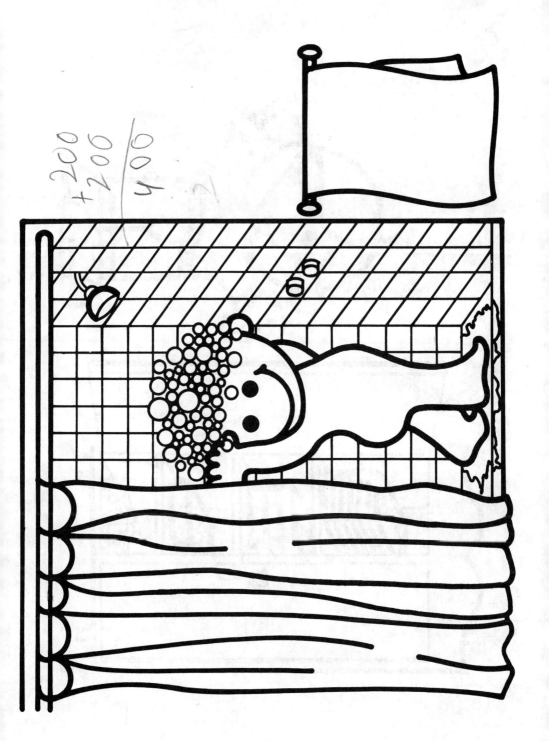

200
+ 200
400

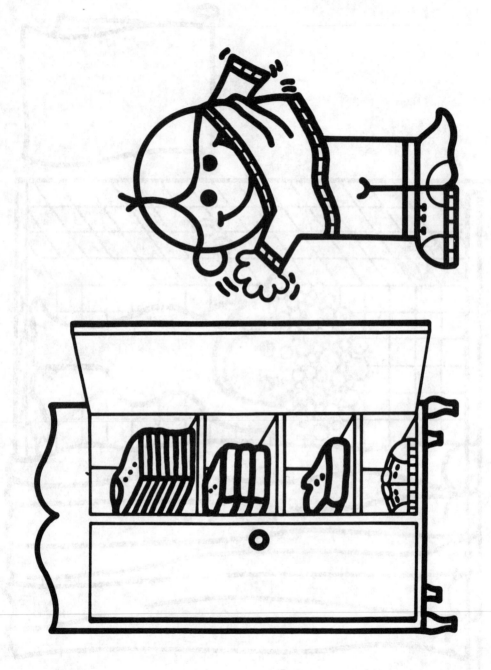

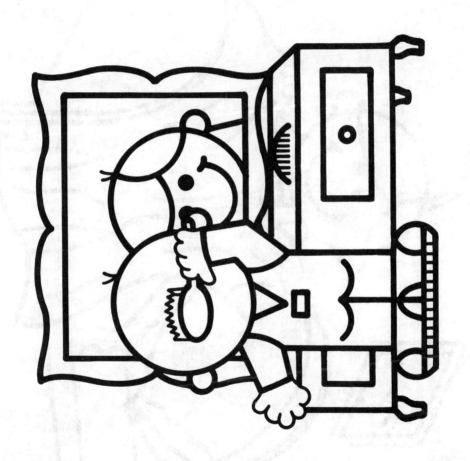

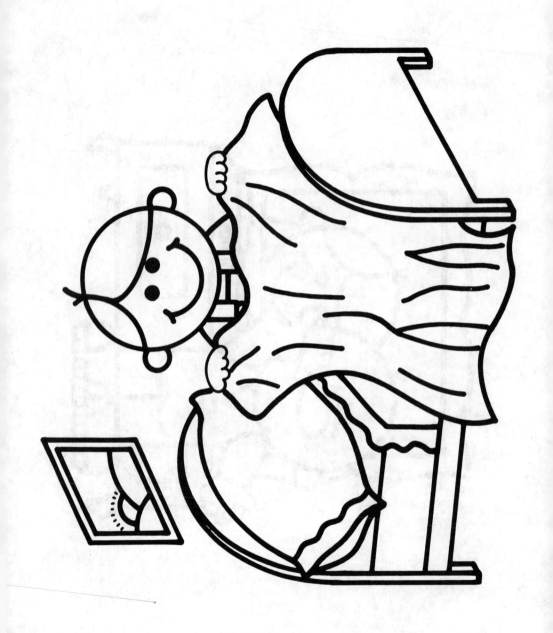

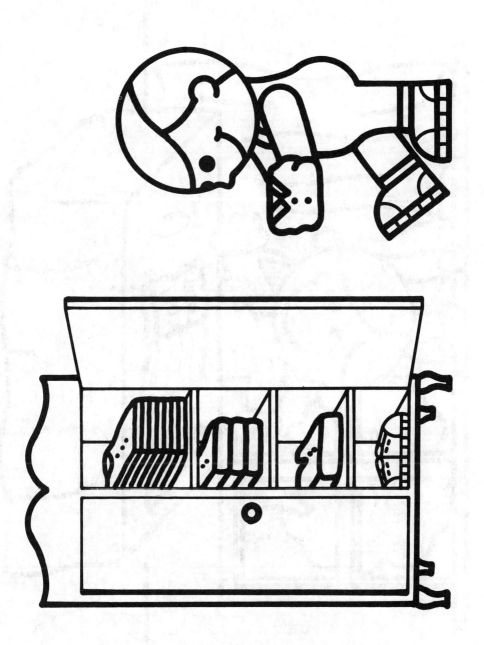

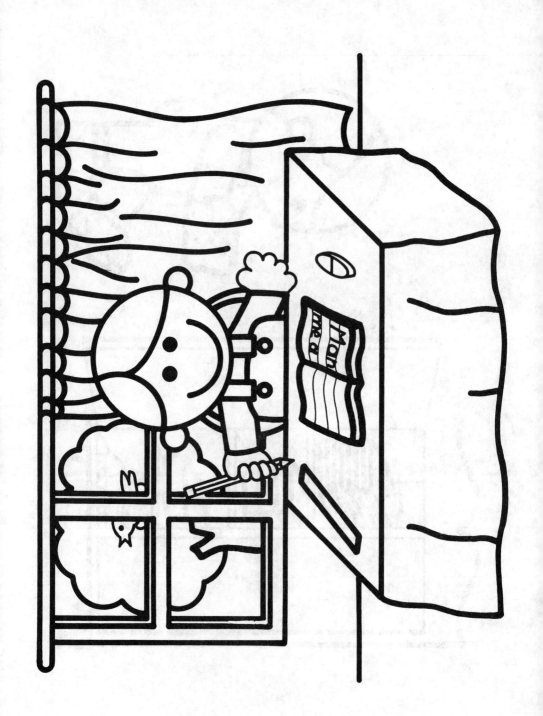

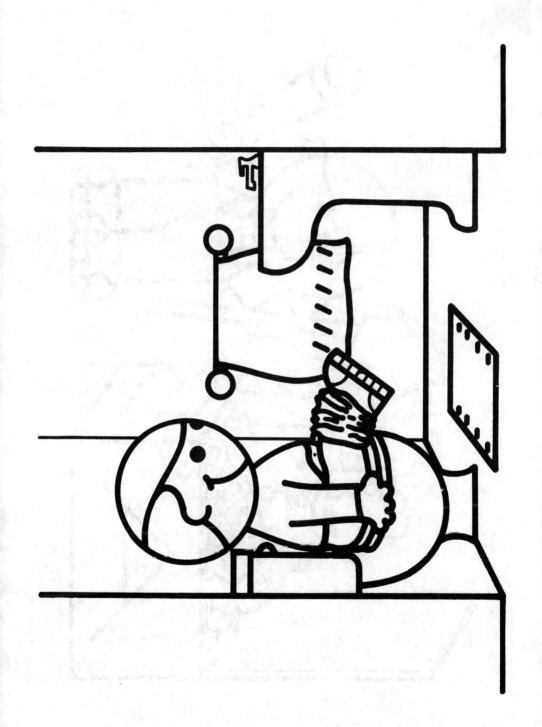

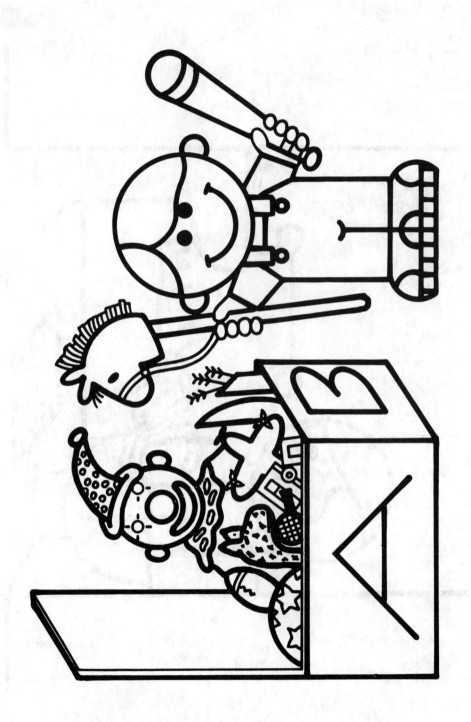

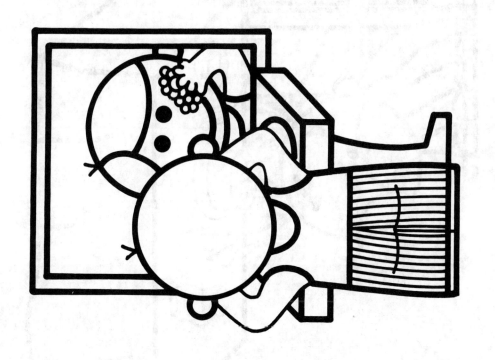

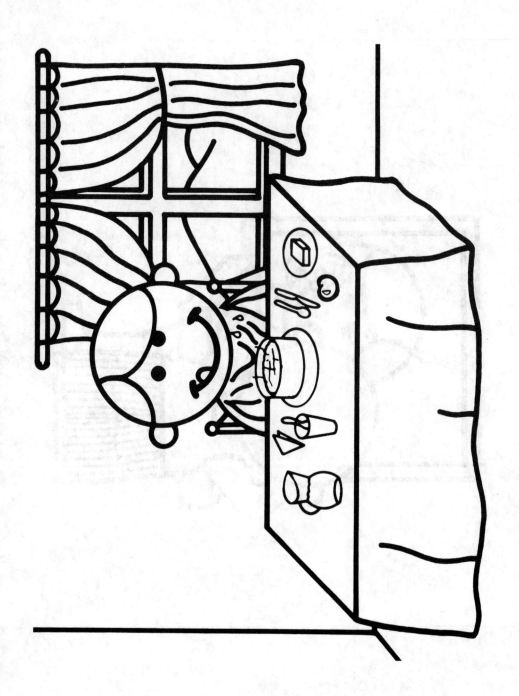

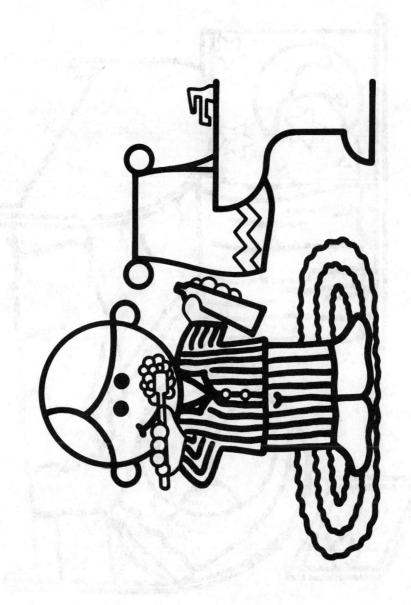

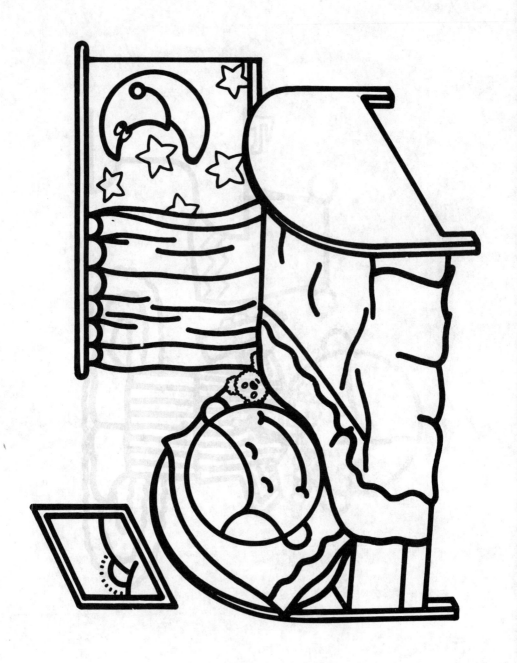

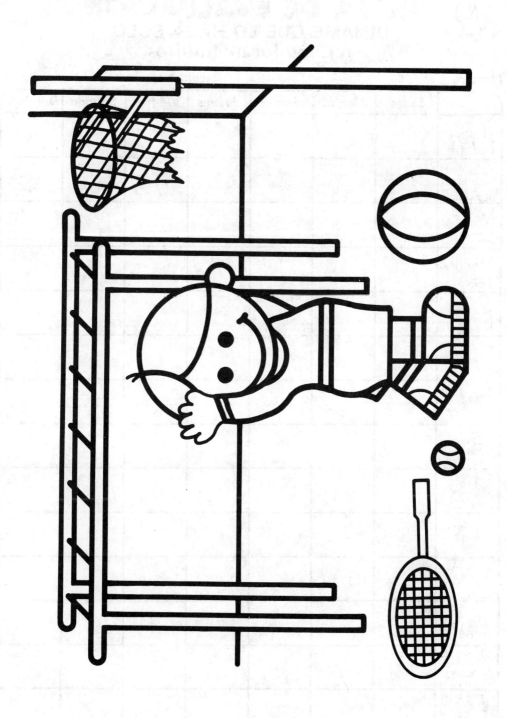

HOJA DE EVALUACION
DEJAME QUE LO HAGA SOLO
reforzador de hábitos

Nombre   Recompensa

	Lunes	Martes	Miercoles	Jueves	Viernes	Sabado	Domingo

**Realizar actividades de descanso de acuerdo
a un horario establecido según sus necesidades
y en un ambiente adecuado:**

- Duerme la siesta prolongada una vez al día.

- Duerme siempre a la misma hora.

- Brindarle un ambiente tranquilo para dormir.

- Si por las noches despierta llorando o tiene pesadillas ser-
ciorese que nada le moleste, consolarlo, tranquilizarlo y
volverlo a la cama.

**Desarrollar el control de esfínteres regulando
las funciones de eliminación:**

- No se debe comparar el avance de los niños, ya que existen diferencias individuales para la maduración del control de esfínteres.

- El entrenamiento requiere que el niño tenga la maduración física y mental necesaria para la ejecución. Entre los
18 y 28 meses el niño puede contar con el control suficiente de su vejiga e intestinos.

- Llevar al niño al baño a intervalos regulares (de una o
dos horas aproximadamente).

- Recordarle que vaya al baño y después de la siesta y de
las comidas.

- Ayudarlo en su vestimenta y en la limpieza.

- Vestirlo con ropa sencilla que pueda manipular, con cal-
zones o pantalones fáciles de abrir o sacar.

- El baño debe ser fácil de usar y la puerta no debe abrirse
con dificultad.

- No existe reglas rigurosas para este entrenamiento, el sen-
tido común (buen juicio de la madre) debe guiar el entrenamiento.

- El entrenamiento para la orina generalmente precede al
entrenamiento para defecar.

- Cuando cambie su ropa sucia, indíquele lo que significa estar limpio.

- Los "Accidentes" ocurrirán aún después de que los niños han logrado regular las funciones de eliminación. Durante las épocas frías, puede mojarse más que en las calientes porque ocurre menor evaporación a través de los poros de la piel o puede haber un retroceso en el aprendizaje debido a nuevas experiencias, cambios en el horario para mover el vientre o defecar, cambios en los hábitos para dormir, nacimiento de un hermanito etc.

- EL NIÑO DEBE SER ENTRENADO CON CARIÑO Y CON PACIENCIA, no tenerlo en el baño durante períodos largos, de lo contrario el niño puede desarrollar una aversión al baño y a todo el plan de entrenamiento.

- Permitirle jugar manipulando agua, plastilina, arena etc., porque la eliminación (que consideran parte de su cuerpo), les causa angustia y al manipular agua, plastilina etc., simbolizan desechos y la angustia disminuye.

Control de la ira y del mal humor (no hacer rabietas):

- No permitirle destruir.

- Es muy importante impedir que el niño se salga con la suya, porque esto da lugar a que posteriormente se presenten estallidos de cólera, y agresión hacia sus padres, amigos, hermanos, etc.

- Poner límites es sumamente importante para que el niño se sociabilice con el mundo adecuadamente.

- El niño entre los 2 y los 3 años, aún depende mucho de su madre y necesita de su presencia y su afecto. Es la base de su ajuste emocional y social.

Actividades que el niño puede realizar con un mínimo de intervención por parte del adulto:

- Darle indicaciones simples y sencillas.

- Comer y beber solo.
- Pelar algunas frutas.
- Lavarse las manos antes de comer.
- Elegir su ropa.
- Quitarse algunas prendas de vestir (estimularlo a vestirse solo).
- Irse a dormir solo (se sube y destapa la cama).
- Participar activamente en el baño.
- Utilizar papel higiénico o pañuelo para limpiarse la naríz.
- Guardar sus juguetes cuando termine de jugar.
- Limpiar la mesa.
- Llevar sus juguetes al patio.
- Llevar su taza o plato vacío a la mesa.
- Destender la cama.
- Ayudar en tareas sencillas en la cocina.
- Colocar verduras y frutas en su lugar, limpiar el frijolito, quitar las hojitas de la acelga y espinaca, alcanzar algunos utiles de la cocina.
- Dar la comida al animalito.
- Ayudar a sacudir, barrer, encerar, etc.
- Llevar paquetes pequeños.

De los 3 a los 4 años

Desarrollo:

- Se vuelve más independiente de la madre.
- Camina de puntillas.
- Dibuja una persona con cabeza y tronco a veces con otras partes del cuerpo.
- Reconoce dos o tres colores.
- Habla con lenguaje infantil.
- Dice su nombre, edad y sexo.
- Pregunta mucho y se interesa por la forma en que nacen los niños, edad del "por que".
- Reconoce alto, bajo, atrás, adelante.
- Escucha cuentos y pide que le repitan los que le gustan.
- Juega con otros niños.
- Expresa afecto por hermanos y hermanas.
- Es capaz de realizar tareas simples.
- Empezará a utilizar números, (no necesariamente en orden consecutivo.)

Estímulos que favorecen su desarrollo:

- Animarlo a caminar y saltar.
- Ayudarle a utilizar un lenguaje variado y amplio.

40

- Darle algunas responsabilidades y confiarle tareas agradables.

- Estimular su interés por los libros y la música.

- Atenderlo contínuamente a que aprenda nuevos juegos.

De los 4 a los 5 años

Desarrollo:

- Se vuelve más ágil, mejora su coordinación fina y gruesa.
- Dibuja una persona con cabeza, miembros y partes principales.
- Habla de modo inteligible.
- Cuenta con sus dedos.
- Conoce los días de la semana.
- Escucha una historia y la puede repetir.
- Se interesa por palabras nuevas y su significado.
- Reconoce por lo menos 4 colores.
- Aprecia la altura y las formas, distingue conceptos como: grande - pequeño.
- Se interesa por las actividades del adulto.
- Sabe dibujar algunas letras.

Juguetes adecuados:

- Rompecabezas de pocas piezas y grandes.
- Instrumentos musicales.
- Juguetes que lo lleven a construir varias situaciones y cosas.

Estímulos que favorecen su desarrollo:

- Brincar con los dos pies juntos, y alternando los pies.
- Saltar la cuerda.
- Llevar un vaso con agua.
- Lanzar y recibir la pelota.
- Contar objetos y reconocer formas y colores.
- Conocer a los animales por sus características y sonidos.
- Identificar frutas, verduras, árboles, medios de transporte etc.

De los 5 a los 6 años

Desarrollo:

- El niño puede abrocharse casi todos los botones, (salvo los muy pequeños), vestirse y desnudarse, ponerse los zapatos y anudarlos, atender todas sus necesidades en cuanto a ir al baño, lavarse todas las partes de su cuerpo, peinarse, etc.

- Trepa a los árboles.

- Atrapa pelotas a cierta distancia.

- Habla correctamente, pierde el tono infantil del lenguaje.

- Copia ciertas figuras geométricas.

- Distingue la derecha y la izquierda (lateralidad) y la (temporalidad) ayer, hoy, mañana.

- Pregunta por el significado de palabras abstractas.

- Se interesa por las actividades familiares y sociales que lo rodean.

- Se interesa por la edad de jóvenes y ancianos.

- Distingue lo dulce, de lo salado, lo ácido y amargo.

- Inventa sus propios juegos.

- Detesta la autoridad impuesta.

- Ejecuta lentamente las órdenes.

- Efectua con interés tareas simples.

- Empieza a escribir.

- Se maneja correctamente en la mesa.

- Se baña solo.
- Sabe elegir su ropa.

Estímulos que favorecen su desarrollo:

- Enseñarle a saltar lo más alto posible y a correr una larga distancia, a guardar el equilibrio caminando sobre una viga en el suelo, a bailar siguiendo el ritmo.

- A imaginar juegos y amontonar "Tesoros".

- Guiar su observación y escucharlo cuando describe diferentes situaciones y cosas.

- Responde a sus preguntas, aún las incómodas.

- Permitirle tomar responsabilidades en tareas domésticas.

- Los mejores juguetes son los que imagina y transforma él mismo.

- Dejar que decida sobre sus juguetes y juegos.

Desarrollo de hábitos fundamentales

De los 3 años en adelante.

Demostrar progresivamente capacidad de valerse por si mismo e independencia en el desarrollo de actividades básicas tales como:

Higiene personal:

- Se lava las manos antes y después de las comidas y después de ir al baño.
- Se seca las manos.
- Se peina con o sin ayuda.
- Limpia sus zapatos, sandalias, etc.
- Hace buen uso de las instalaciones sanitarias, no obligarlo a jalar el W.C., si el no lo desea.
- Participar en el aseo de su cuerpo y practica la forma adecuada de hacerlo.
- Se lava solo la cara, manos, cuello, orejas, pies, con agua y jabón.
- Utiliza el pañuelo para limpiarse la naríz.
- Acepta la nutria diaria de limpieza personal.

Alimentación:

- Utiliza los utencilios para comer sin derramar.
- Ayuda a poner la mesa o a arreglar el ambiente para tomar los alimentos.

- Lava las frutas antes de comerlas.
- Ayuda en la limpieza de la mesa, cubiertos y vajillas utilizados.
- Come despacio y mastica bien los alimentos.
- Se alimenta en base a la dieta familiar.
- Acepta alimentación variada y balanceada.
- Participa en la preparación y degustación de alimentos y comidas sencillas.

Participa en su vestimenta:
- Se quita y pone la ropa antes y después de realizar sus funciones de eliminación.
- Se supone solo algunas prendas de vestir en la mañana, se las quita en la noche, se pone la pijama casi sin ayuda.
- Se quita y se coloca los zapatos amarrando los pasadores o agujetas si se le indica cual es el derecho y cual el izquierdo.
- Se viste abrochando o abotonando la camisa, blusa o vestido.
- Cuando identifica las prendas de vestir y donde van, está listo para vestirse solo.

Participa en el arreglo y orden de la casa:
- Diariamente coloca la lonchera, mochila, en el lugar reservado para ello.
- Ordena sus juguetes.
- Puede participar en el lavando del autómovil, bicicleta, triciclos, etc.

- Deja limpio el lugar donde ha jugado.

- Tapa el basurero después de introducir desperdicios.

- Coloca los alimentos en un depósito.

- Limpia la mesa, ventanas, barre y utiliza el recogedor con ayuda.

- Coloca su ropa limpia y/o usada en el lugar conveniente.

¿Qué hacer para que el niño quiera cooperar?

Los padres deben contar con algún método para hacer que el niño quiera cooperar en la formación de sus hábitos. Una de las mejores teorías para el control del comportamiento se conoce con el nombre de LEY DEL REFORZAMIENTO.

Investigaciones en el campo de la enseñanza han demostrado claramente que los eventos que ocurren enseguida de las conductas (consecuencias) tienen la función de debilitar o fortalecer dichas conductas. Los eventos que siguen a la conducta y la debilitan se llaman "CASTIGADORES". Los niños tienen más necesidad de refuerzos o estímulos que de castigo o indiferencia, el niño es feliz cuando se le anima, y toma más gusto al esfuerzo cuando le vale la aprobación de aquellos a quienes estima y ama.

Si la mamá refuerza a su hijo inmediatamente después de que se lava las manos es muy probable que repita la acción, pero si se muestra indiferente y olvida reforzarlo es posible que el niño pierda interés por hacerlo nuevamente.

Para el entrenamiento de niños o adultos, la recompensa más potente se encuentra en el comportamiento de las personas, en el *afecto* que le demuestran como: una caricia, una palabra de aprobación, una sonrisa, un beso, un abrazo, etc., son potentes reforzadores SOCIALES.

Estos reforzadores son indispensables y siempre deben acompañar a cualquier otro reforzador, no cuesta nada darlos, simplemente hay que estar atentos a otorgarlos, reconocerle a una persona sus esfuerzos es animarlos a hacer otros nuevos y reconocerlos con cariño, es animarlos a intentarlo otra vez:

Cuando se comienza el aprendizaje de una conducta debe reforzarse cada vez que aparezca, pero cuando el niño comienza a hacerla de una manera natural, la cantidad de refuerzos debe disminuir lentamente, nunca de golpe, hasta que desaparezca completamente.

Si se trata de eliminar una conducta, no debe reforzarse NUNCA.

Es muy importante que los padres no caigan en el juego de los niños que aparentan ser incapaces de hacer las cosas, por ejemplo: si la mamá tiene mucha prisa para salir a la escuela y escucha al niño quejarse porque "no puede vestirse" solo y ella lo viste para ahorrarse tiempo, ella misma estará perjudicando al hijo que no se esforzará por hacerlo solo.

Una madre que constantemente ayuda a su hijo a hacer las cosas, en el fondo lo hace porque piensa que es más fácil hacerlo que enseñarle a su hijo a valerse por sí mismo y de esta manera lo priva de su derecho a desarrollar sus habilidades y a formar su voluntad, que le será indispensable para enfrentarse a las dificultades que la vida le presente.

Principios básicos a tomar en cuenta

1. Las recompensas deben entregarse de inmediato

La mayoría de los niños carecen de la madurez necesaria para recordar día tras día sus metas. El tiempo para ellos se mueve con mucha lentitud y por eso el refuerzo parece imposible de alcanzar si no se da con suficiente frecuencia.

Ejemplo:

Si el hijo de 5 años desea un juguete en especial, podemos pactar con él darle el juguete a cambio de ordenar su cuarto todos los días, para el niño la espera será demasiado larga (no le vamos a dar el premio por hacerlo solo un día, se lo daremos después de transcurridos 2 ó más semanas, para que el niño precisamente adquiera el hábito del orden), por lo que podemos darle un valor económico a cada día que el recoja su cuarto.

Ejemplo:

Cada vez que tú ordenes tú cuarto podrás obtener $50.00 que irás guardando en tu alcancia, hasta que logres el suficiente dinero para comprar tú juguete, (previamente averiguaremos el valor del juguete para calcular al tiempo que el niño necesita para juntar el dinero) con un niño pequeño el tiempo no debe ser ni demasiado largo, ni demasiado corto pues perdería su valor el refuerzo. De este modo el niño se sentirá recompensado cada día que se esfuerce y además aprenderá el valor del dinero (porque le costará esfuerzo el conseguirlo) y el concepto de tiempo que para un niño es demasiado difícil comprender. (Ayer sí obstuviste tus $50.00 hoy no, porque no cumpliste con tú parte, si mañana cumples tendrás tu paga acordada.)

51

2. Las recompensas no tienen que ser necesariamente materiales

Los niños buscan satisfacer sus necesidades emocionales: deseo de ser queridos, aceptación social, autoestima, etc. Muchas veces un refuerzo afectivo puede ser el más fuerte motivador del comportamiento humano.

Puede traducirse el estímulo a un niño en una recompensa material pero cuidado, no abusemos, uno de los peligros de este método es el de mercantilizar y materializar los esfuerzos de orden moral, que deben encontrar su premio en la satisfacción propia.

También, debemos tomar en cuenta que es peligroso hacerle creer al niño que lo importante es ser bien visto o aplaudido. Se correría el riesgo de hacerlo esclavo de la opinión y es preciso que adquiera una conciencia suficientemente formada, para no confundir lo que es bueno con lo que los demás aplauden.

3. Puede perderse todo comportamiento aprendido cuando se demora indebidamente la recomensa

Como ya habíamos dicho los comportamientos no reforzados con el tiempo van desapareciendo. Por tanto, tenemos que cuidar que por falta de estímulos algunas conductas positivas se vayan extinguiendo. Aunque nosotos no nos hayamos propuesto habituar a un niño a abrocharse los botones de la camisa si lo hace —es conveniente reforzarlo para que lo siga haciendo.

Hay que tomar también mucho en cuenta que se debe premiar más al niño por el esfuerzo que realice, que por los resultados que obtenga.

4. Si algo que se utiliza como reforzador se da al niño cuando no lo merece, pierde su sentido y ya no sera útil para reforzar.

5. La confianza facilita la acción

No hay que temer en demostrar a los niños confianza en sus posibilidades. No es malo que el niño tenga confianza en sí al contrario, vale más en definitiva que la tenga en exceso, que con escasez.

6. Hay que reforzar pequeños pasos hacia la meta

Normalmente estas conductas son tán complejas que contienen cientos de pequeños pasos que deben darse para llegar a la meta. Es necesario que el papá y la mamá refuercen al niño cuando comiencen a hacer algo y luego cada vez que avance un poco. Por tanto, es necesario determinar qué es lo que queremos y luego dividir esta conducta en los pasos necesarios para que el niño lo siga.

Es importante empezar a partir de la habilidad que el niño tenga.

Por ejemplo:

Si el niño va a aprender a vestirse y nada más sabe ponerse el pantalón, de ahí tenemos que partir para enseñarle lo que le falta, no se pretenderá que se ponga también, la camisa de inmediato, si no lo ha hecho nunca. Pero poco a poco es necesario aumentar el grado de dificultad, es decir, hay que irle exigiendo más.

Si el programa no dá resultado probablemente sea porque los pasos son muy grandes ó porque los reforzadores no son los adecuados.

7. Las instrucciones deberán ser claras y precisas

Manteniendo la situación de aprendizaje lo más agradable posible. Incluso los padres pueden comentar con los demás miembros de la familia este programa, para que refuercen al niño y los resultados sean mejores.

Para el uso específico de este programa, no castigue al niño, ni lo regañe si sus tareas no son perfectas. Tampoco discuta con él respecto a darle una recompensa que no merece; si el niño se molesta por no recibirla, simplemente manténgase firme y no ceda si no es lo pactado. Trate de explicarle su punto de vista y evite reclamaciones. El gritar, discutir y regañar puede restar fuerza al programa, es mejor acudir a la acción y mantenerse firme en ella.

Pero la calidez paternal después de un incidente es esencial para demostrarle al niño que, lo que se rechazó fue su comportamiento, más no a su persona.

¿Qué es un convenio?

Establecer un convenio dentro del proceso educativo, significa definir por escrito la conducta o conductas específicas que vamos a reforzar y los reforzamientos que se darán cuando éstas ocurran. Con los niños muy pequeños (2 a 5 años), es conveniente referirse a una sola conducta y explicarle la idea del programa, dejándolo elegir el reforzador final que le guste.

Después de convenir a satisfacción de ambas partes, el contrato se pega en un lugar visible para el niño, (material).

Para llevar a cabo exitosamente el programa es necesario usar reforzadores sociales o afectivos junto con los otros.

Si el niño ya es más grande pueden ponerse dos o más conductas a entrenar siempre y cuando no sea demasiada exigencia o se pueda confundir.

Es importante tomar en cuenta que los hábitos no se forman de un día para otro y hay que hacer hincapié en el esfuerzo contínuo de padres e hijos para lograrlo.

Se mostrará al niño el material y se le ofrecerá cada vez que realice la conducta deseada recibirá determinado reforzador (pegar una estrella en el material expecialmente diseñado para ello, o poner un sello, o colorear las figuras de los blocks, etc.) Además, se le puede ofrecer que cuando obtenga cierto número de reforzadores (número determinado por los padres y por los hijos según el caso), obtendrá un premio, o se dará un valor económico a cada reforzador para que el niño pueda reunir el dinero que necesita. NUNCA COMPROMETA SU PRESUPUESTO FAMILIAR, el reforzador final no tiene que ser costoso y si lo es, permita que su hijo descubra lo costoso que es, invirtiendo largo tiempo en obtenerlo.

No olvide que los mejores reforzadores son los afectivos.

¿Cómo aplicar el método "Déjame que lo haga solo"?

1. Conocer bien la teoría para comprender la filosofía y los principios que la apoyan.

2. Elegir la actividad o conducta que se va a entrenar, para iniciar la formación del hábito.

   - Higiene.
   - Vestido.
   - Orden.
   - Alimentación.

3. Realizar con el niño el convenio correspondiente:

   - Explicárselo con claridad.

   - Asegurarse de que lo ha entendido.

   - Estar seguro de que lo acepta: interviene la motivación y la presentación del material que es agradable y atractivo para el niño.

4. Se mostrará al niño el material. NO ES UN JUGUETE, es un material de trabajo que debe cuidar y utilizar para lo que fue creado, no le permita que juegue con él, porque perderá su efecto.

5. Tener constancia y paciencia, así como ser consistente en su aplicación.

6. No abusar del material, no utilizarlo para todo, ni por largos períodos de tiempo ininterrumpidos.

   Los padres pueden sentirse en libertad para manejar el material según convenga a sus intereses y a sus hijos, los puntos anteriores son sugerencias que pueden tomar en cuenta.

Conclusiones

Si el padre y la madre refuerzan las nuevas acciones cada vez que éstas ocurran durante varios días o semanas, el resultado será que dichas acciones se conviertan en hábitos (sin embargo, no hay que olvidar que los hábitos ocurren tan despacio que muchos padres se desaniman y abandonan estos procedimientos antes de descubrir sus frutos.

Aplaudir su progreso y agradecer su ayuda, reforzar constantemente las acciones deseadas (con afecto) en el momento de producirse, para que más adelante sean automatizadas y se lleven a cabo con naturalidad.

Impreso en:
Programa Educativos, S.A. de C.V.
Calz. Chabacano No. 65 Local A
Col. Ampliación Asturias
06850 México, D.F.
1000 ejemplares
México, D.F., Febrero, 1995